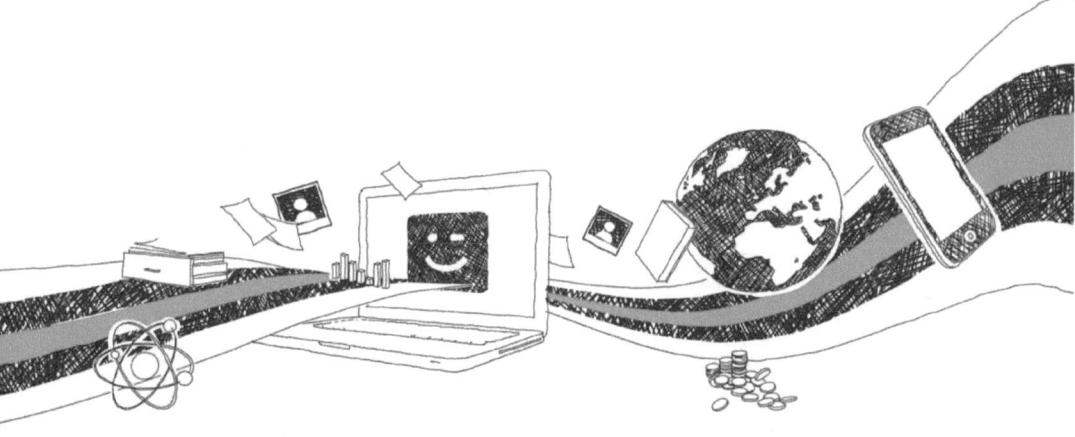
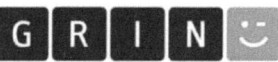

Horst Siegfried Kolb

Denkstrategien und die 6 Denkhüte im Pflege- und Therapieprozess. Einführungsvortrag

GRIN Verlag

Bibliografische Information der Deutschen Nationalbibliothek:

Die Deutsche Bibliothek verzeichnet diese Publikation in der Deutschen National-
bibliografie; detaillierte bibliografische Daten sind im Internet über http://dnb.d-
nb.de/ abrufbar.

Impressum:

Copyright © 2014 GRIN Verlag GmbH
Druck und Bindung: Books on Demand GmbH, Norderstedt Germany
ISBN: 978-3-656-74907-3

Dieses Buch bei GRIN:

http://www.grin.com/de/e-book/280680/denkstrategien-und-die-6-denkhuete-im-
pflege-und-therapieprozess-einfuehrungsvortrag

GRIN - Your knowledge has value

Der GRIN Verlag publiziert seit 1998 wissenschaftliche Arbeiten von Studenten, Hochschullehrern und anderen Akademikern als eBook und gedrucktes Buch. Die Verlagswebsite www.grin.com ist die ideale Plattform zur Veröffentlichung von Hausarbeiten, Abschlussarbeiten, wissenschaftlichen Aufsätzen, Dissertationen und Fachbüchern.

Besuchen Sie uns im Internet:

http://www.grin.com/

http://www.facebook.com/grincom

http://www.twitter.com/grin_com

Horst Siegfried Kolb; BA, MSc

Denkstrategien
und die 6 Denkhüte im Pflege- und Therapieprozess

Einführungsvortrag

September 2014

Horst Siegfried Kolb; BA, MSc

Denkstrategien

und die 6 Denkhüte im Pflege- und Therapieprozess

Denkstrategien und die 6 Denkhüte im Pflege- und Therapieprozess

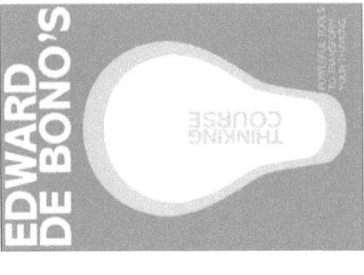

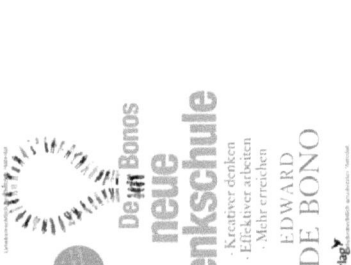

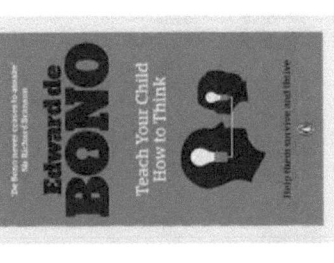
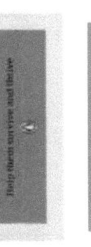

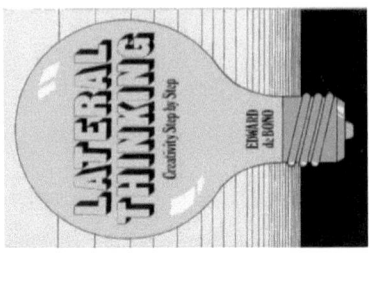

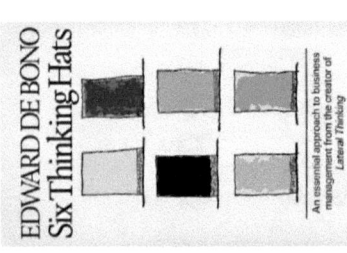

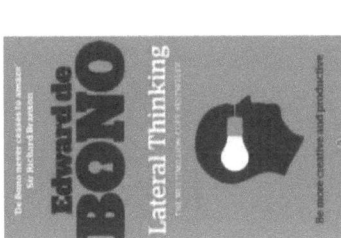
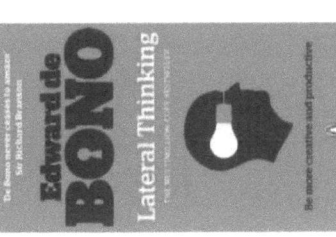

Denken

Horst Siegfried Kolb; BA, MSc

Denkstrategien und die 6 Denkhüte im Pflege- und Therapieprozess

Denken ist

wie

googeln

...nur krasser.

Denken

Horst Siegfried Kolb; BA, MSc

(Tatarczyk 2014)

3

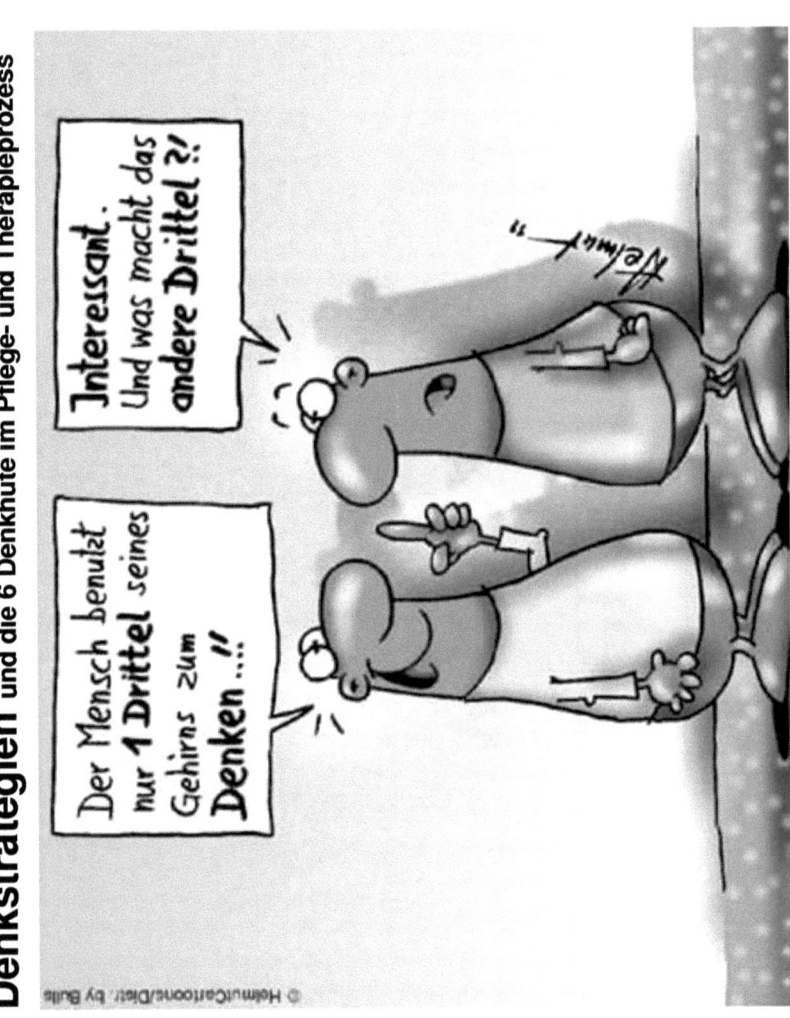

Denkstrategien und die 6 Denkhüte im Pflege- und Therapieprozess

Horst Siegfried Kolb; BA, MSc

Denken

(Herlmut Nickel o. J.)

4

Denkstrategien und die 6 Denkhüte im Pflege- und Therapieprozess

Einführung

und

Definition

Horst Siegfried Kolb; BA, MSc

Denken

Denkstrategien und die 6 Denkhüte im Pflege- und Therapieprozess

Dual-Process-Theory:

2 gemeinsame Wege,

1 Pflege- / Therapieprozess

rational

- explizit
- „vernünftig"
- sequentiell

Entscheidung
(Decision)

intuitiv

- implizit
- „gefühlsmäßig"
- parallel

(Kolb 2014:51)

Kompetenzzentrum für Fort- und Weiterbildung

Denkstrategien und die 6 Denkhüte im Pflege- und Therapieprozess

Dual-Process-Theory: **2 gemeinsame Wege,**
                              1 Pflege- / Therapieprozess

rational

- explizit
- „vernünftig"
- sequentiell

**Entscheidung
(Decision)**

**Heute geht es um bewusstes
Denken; rationales Entscheiden**

intuitiv

- implizit
- „gefühlsmäßig"
- parallel

(Kolb 2014:51)

7

Horst Siegfried Kolb; BA, MSc   Denken

Denkstrategien und die 6 Denkhüte im Pflege- und Therapieprozess

Begriffsbestimmung

Denken

* die menschliche Fähigkeit des Erkennens und Urteilens anwenden; mit dem Verstand arbeiten; überlegen

* eine bestimmte Gesinnung haben, gesinnt sein

* annehmen, glauben, vermuten, meinen

* eine bestimmte Meinung von etwas haben, etwas von etwas halten

* sich etwas [in bestimmter Weise] vorstellen

* sich erinnern, gedenken

* seine Gedanken, sein Interesse auf jemanden, etwas richten

* eine bestimmte Absicht haben, etwas Bestimmtes vorhaben

(Duden online 2014a:1)

Denkstrategien und die 6 Denkhüte im Pflege- und Therapieprozess

Begriffsbestimmung

Denken

Denken bedeutet das intellektuelle Vorgehen, um zu Folgerungen zu gelangen, Entscheidungen zu fällen oder Gedankengänge zu vertiefen. Demgemäß gehört zum Denken die korrekte Anwendung logischer Gesetzmäßigkeiten, ebenso wie Erinnern und Behalten. Es umfasst als ein kreativer Prozess des Entdeckens, Erfindens und Konzipierens das Entstehen von Meinungen und Überzeugungen ebenso wie das Urteilen.

(Neufeld 1991 zit. in Kolb 2012:82)

Denkstrategien und die 6 Denkhüte im Pflege- und Therapieprozess

Begriffsbestimmung

Denkweise ≠ Denkstrategie

Denken

Denkstrategien und die 6 Denkhüte im Pflege- und Therapieprozess

Begriffsbestimmung

Denkweise:

Anschauung, Anschauungsweise, Denkart, Einstellung,

Gedankengang, Gedankenrichtung, Geist, Geisteshaltung, Gesinnung,

Ideologie, Sinnesart, Weltanschauung, Weltbild, (bildungssprachlich)

Mentalität, (salopp) Denke, (umgangssprachlich scherzhaft);

Gehirnakrobatik, (veraltend) Denkungsart, Denkungsweise.

(Duden online 2014b:1)

Denkstrategien und die 6 Denkhüte im Pflege- und Therapieprozess

Begriffsbestimmung

Denkstrategie:

Problemlösestrategie, Vorgehensweise beim Problemlösen.

(Papadakis 2010:1)

➡ Bewusst geplante, also intendierte, zielgerichtete Denkweise zur Problemlösung

Denken

Denkstrategien und die 6 Denkhüte im Pflege- und Therapieprozess

Gerichtetheit

des

Denkens

Horst Siegfried Kolb; BA, MSc

Denken

Denkstrategien und die 6 Denkhüte im Pflege- und Therapieprozess

Gerichtetheit des Denkens

Denken im pflegerischen / therapeutischen Prozess kann

- **gerichtet** (= Kontrolliertes Denken)

oder

- **ungerichtet** (= Automatisches Denken,
auch: Automatisiertes Denken)

sein.

(Kolb 2012:82)

Denkstrategien und die 6 Denkhüte im Pflege- und Therapieprozess

Gerichtetheit des Denkens

(Kolb 2012:5)

Gerichtetes Denken:

- sucht nach Antworten und Bedeutungen,

- ist zweck- und zielorientiert

- besonders wichtig in den Phasen 1 bis 4 und 6 des Pflegeprozesses

- unterliegt der Kontrolle des Denkers

- kann durch Denkstrategien beeinflusst werden

(Kolb 2012:82)

= Kontrolliertes Denken

Horst Siegfried Kolb; BA, MSc

Denken

15

Denkstrategien und die 6 Denkhüte im Pflege- und Therapieprozess

Gerichtetheit des Denkens

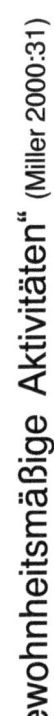

(Kolb 2012:5)

Ungerichtetes Denken:

- „Basis für Routineverrichtungen und gewohnheitsmäßige Aktivitäten" (Miller 2000:31)

- eher, aber nicht ausschließlich in Phase 5 „Durchführung der Pflege"

- mit Attributen wie „mühelos, absichtslos, unwillkürlich oder unbewusst" assoziiert

(Kolb 2012:82)

= Automatisiertes Denken

Denkstrategien und die 6 Denkhüte im Pflege- und Therapieprozess

Methoden und Formen

des

Denkens

Horst Siegfried Kolb; BA, MSc

Denken

Kompetenzzentrum für Fort- und Weiterbildung

Denkstrategien und die 6 Denkhüte im Pflege- und Therapieprozess

Methoden und Formen des Denkens

✦ nachfolgend dargestellte Methoden und Formen beziehen sich auf das gerichtete, kontrollierte Denken.

✦ Dabei ist zu berücksichtigen, dass sich Denken zwar kategorisieren lässt,

„diese Kategorien [...] wichtig [sind] für die Auseinandersetzung mit dem Phänomen, [sich jedoch] überlappen.“ (Miller 2000:32)

Denkstrategien und die 6 Denkhüte im Pflege- und Therapieprozess

Methoden und Formen des Denkens

♦ Die Anwendung unterschiedlicher Denkmethoden und -formen ermöglicht es ein Problem zu zerlegen und es von mehreren Aspekten aus zu betrachten.

♦ Chunking wird dadurch ermöglicht!

⇨ Millerschen Zahl:

7 ± 2 Chunks

(Miller 1956)

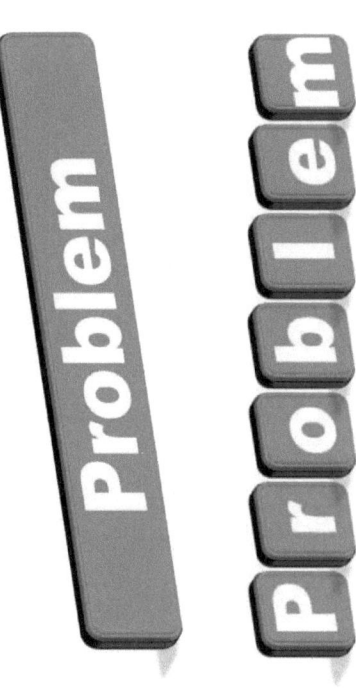

(Kolb 2012:83)

Horst Siegfried Kolb; BA, MSc

Denken

Denkstrategien und die 6 Denkhüte im Pflege- und Therapieprozess

Methoden und Formen des Denkens

- Divergentes und konvergentes Denken

- Analytisches und synthetisches Denken

- Induktives und deduktives Denken

- Deskriptives und normatives Denken

- Kritisches Denken

- Kreatives Denken

  - Laterales Denken

  - Paradoxes Denken

  - Lautes Denken

Denkstrategien und die 6 Denkhüte im Pflege- und Therapieprozess

Methoden und Formen des Denkens

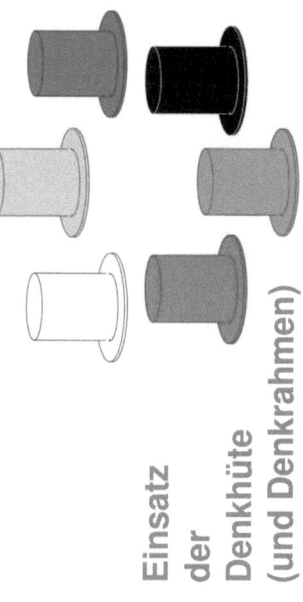

- Divergentes und konvergentes Denken

- Analytisches und synthetisches Denken

- Induktives und deduktives Denken

- Deskriptives und normatives Denken

- Kritisches Denken

- Kreatives Denken

  - Laterales Denken

  - Paradoxes Denken

  - Lautes Denken

Einsatz der Denkhüte (und Denkrahmen)

Denken

Kompetenzzentrum für Fort- und Weiterbildung

Denkstrategien und die 6 Denkhüte im Pflege- und Therapieprozess

Methoden und Formen des Denkens

Divergentes und konvergentes Denken:

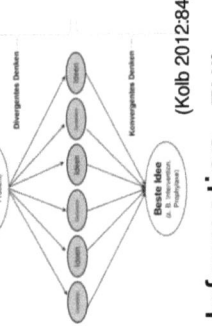

(Kolb 2012:84)

- Beim divergenten Denken steht zunächst eine Information zur Verfügung .

- Hieraus können mehrere Hypothesen / Ideen / Gedanken gebildet werden

- Wichtig: Möglichst viele Alternativen erarbeiten!

(Pflegediagnosen, Interventionen , Prophylaxen…)

(Kolb 2012:83-84)

Denkstrategien und die 6 Denkhüte im Pflege- und Therapieprozess

Methoden und Formen des Denkens

Divergentes und <u>konvergentes Denken</u>:

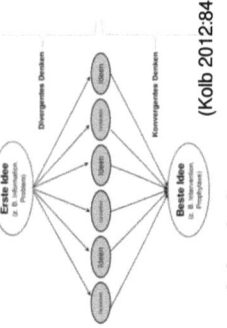

(Kolb 2012:84)

- Die aus den divergierenden Gedanken erfolgten zahlreiche neue Gedanken und Ideen, werden nun wieder zusammengefügt

- Dieser Vorgang, das konvergente Denken, soll dann zur besten Idee führen.

- Unter Umständen können Lösungen geclustert und innerhalb mehrerer Konvergenzen zusammengeführt werden

(Kolb 2012:84)

Kompetenzzentrum für Fort- und Weiterbildung

Denkstrategien und die 6 Denkhüte im Pflege- und Therapieprozess

Methoden und Formen des Denkens

Divergentes und konvergentes Denken:

Divergentes Denken

Konvergentes Denken

Erste Idee
(z. B. Information, Problem)

Ideen

Gedanken

Ideen

Gedanken

Ideen

Gedanken

Beste Idee
(z. B. Intervention, Prophylaxe)

(Kolb 2012:84)

Denkstrategien und die 6 Denkhüte im Pflege- und Therapieprozess

Methoden und Formen des Denkens

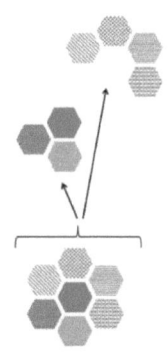

(Kolb 2012:84)

Analytisches und synthetisches Denken:

- Beim analytischen Denken betrachtet die Pflegekraft / Therapeut(in) den gesamten Menschen, sein gesamtes Umfeld oder den gesamten notwendigen Interventionsbedarf.

- Dann zergliedert sie und untersucht einzelne Teile separat.

- Die Bestandteile werden nunmehr einzeln und zunächst einmal unabhängig voneinander betrachtet und gegebenenfalls bewertet,

(Kolb 2012:84)

Denkstrategien und die 6 Denkhüte im Pflege- und Therapieprozess

Methoden und Formen des Denkens

Analytisches und <u>synthetisches</u> Denken:

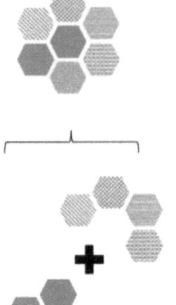

(Kolb 2012:84)

- Beim synthetischen Denken werden mehrere Elemente, die zuvor vielleicht in keinerlei Relation standen, zusammengefügt.

- Es kann nachgedacht werden, ob Beziehungen existieren und welche Wechselwirkungen auftreten.

- Die Gesamtbewertung kann zu anderen oder weiterreichenden Schlüssen führen,

(Kolb 2012:84)

Kompetenzzentrum für Fort- und Weiterbildung

Denkstrategien und die 6 Denkhüte im Pflege- und Therapieprozess

Methoden und Formen des Denkens

Analytisches und synthetisches Denken:

„Das Ganze ist mehr als die Summe seiner Teile!"

(Aristoteles [384 - 322 v. u. Z.] zugeschrieben)

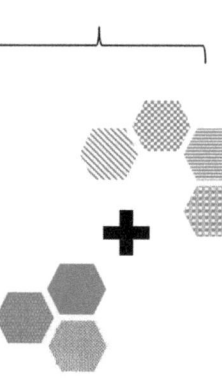

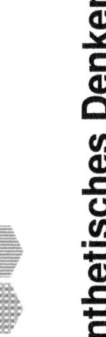

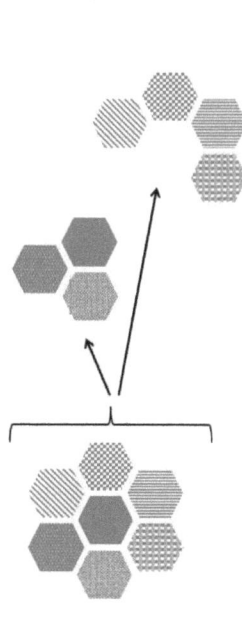

Analytisches Denken

Synthetisches Denken

(Kolb 2012:84)

Horst Siegfried Kolb; BA, MSc

Denken

27

Denkstrategien und die 6 Denkhüte im Pflege- und Therapieprozess

Methoden und Formen des Denkens

Induktives und deduktives Denken:

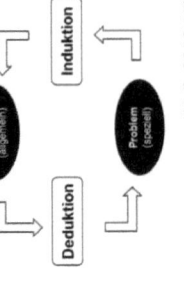

(Kolb 2012:85)

Laut Isfort und Weidner (2001) ist es das Ziel des Pflegeprozesses einen individuellen Pflegeplan über ein induktives Verfahren zu erstellen.

Dieser Forderung schließt sich auch der MDS in seiner Grundsatzstellungnahme an. (MDS 2005)

Die Pflegekraft soll also im Rahmen ihrer Handlungskompetenz über induktives Denken verfügen und dieses im Pflegeprozess anwenden.

(Kolb 2012:85)

Kompetenzzentrum für Fort- und Weiterbildung

Denkstrategien und die 6 Denkhüte im Pflege- und Therapieprozess

Methoden und Formen des Denkens

Induktives und deduktives Denken:

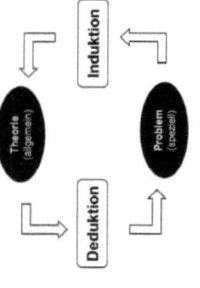

(Kolb 2012:85)

Beim induktiven Denken erkennt die Pflegekraft / Therapeut(in) in einem konkreten Fall, beispielsweise einem Apoplektiker, aufgrund ihres Fachwissens, welche Hilfe der Mensch benötigt.

Sie schließt von den Problemen des Menschen auf dessen Ziele und setzt die Interventionen entsprechend fest.

Ebenso, also induktiv, wird eine Pflegeplanung im Rahmen des Pflegeprozessmodells nach Fiechter und Meier (1998) durchgeführt.

(Kolb 2012:85)

Kompetenzzentrum für Fort- und Weiterbildung

Denkstrategien und die 6 Denkhüte im Pflege- und Therapieprozess

Methoden und Formen des Denkens

Induktives und deduktives Denken:

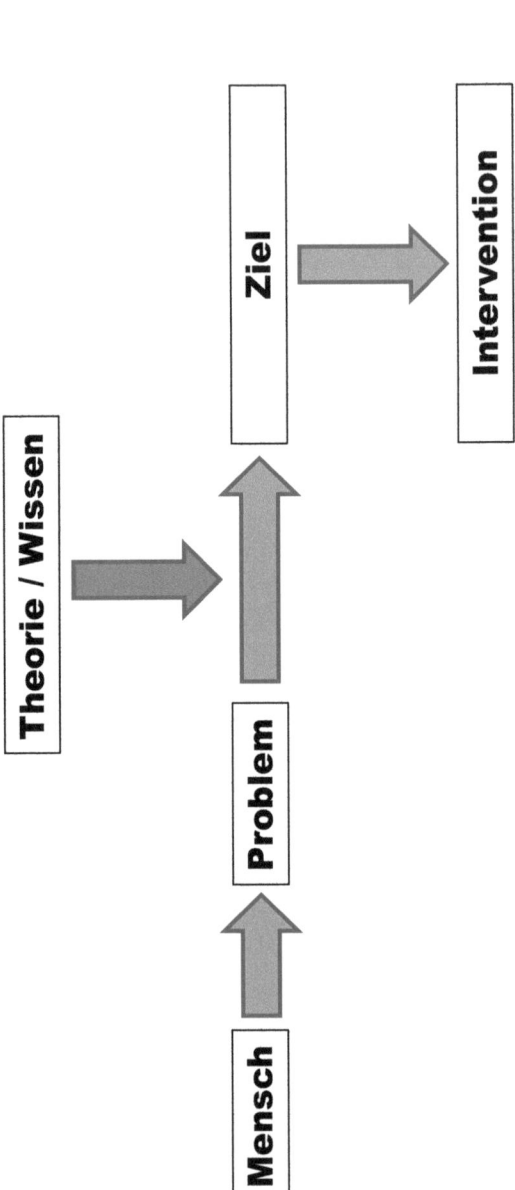

(Kolb 2012:85)

Horst Siegfried Kolb; BA, MSc   Denken

Kompetenzzentrum für Fort- und Weiterbildung

Denkstrategien und die 6 Denkhüte im Pflege- und Therapieprozess

Methoden und Formen des Denkens

Induktives und deduktives Denken:

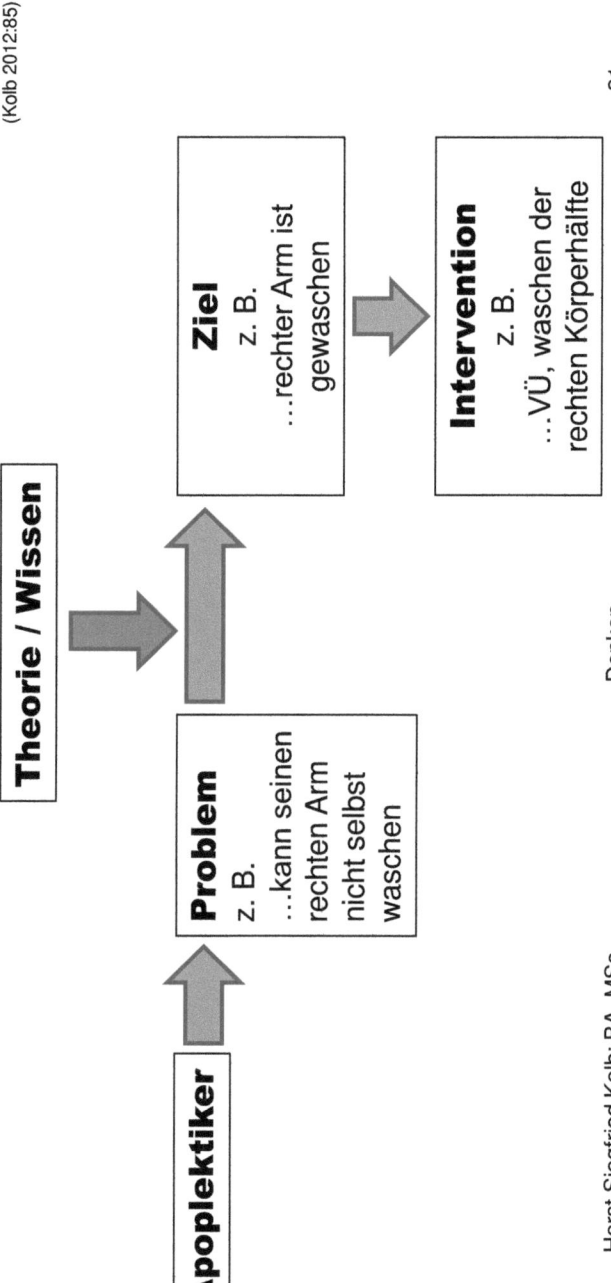

(Kolb 2012:85)

Denken

Horst Siegfried Kolb; BA, MSc

Kompetenzzentrum für Fort- und Weiterbildung

Denkstrategien und die 6 Denkhüte im Pflege- und Therapieprozess

Methoden und Formen des Denkens

Induktives und deduktives Denken:

Theorie / Wissen

Ziel

z. B.

...rechter Arm ist gewaschen

Intervention

Maßnahme

...waschen den Körper

Problem
Ressource

...kann seinen rechten Arm nicht selbst waschen

Aporretischer
Information

Durchführung

Evaluation

Denken

(Kolb 2012:85)

Deduktion

Induktion

Theorie
(allgemein)

Problem
(speziell)

Horst Siegfried Kolb; BA, MSc

32

Kompetenzzentrum für Fort- und Weiterbildung

Denkstrategien und die ... Pflege- und Therapieprozess

Methoden und Fo... ...enkens

Induktives ...ktives Denken:

Theorie / Wissen

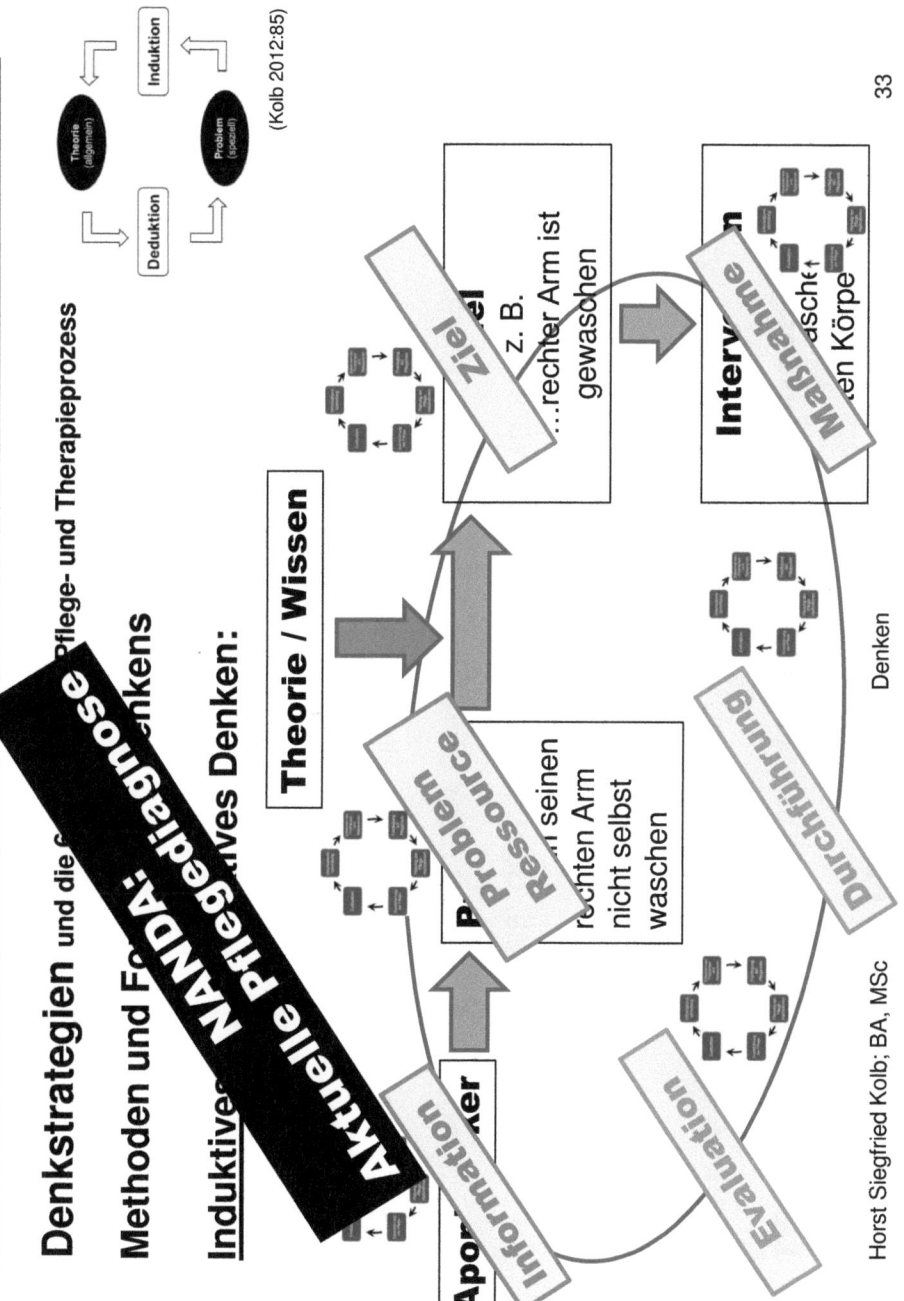

Aktuelle NANDA: Pflegediagnose

Aporma...er
Information

Problem
Ressource

...n seinen
rechten Arm
nicht selbst
waschen

Ziel

z. B.
...rechter Arm ist
gewaschen

Interve...n
Maßnahme

...asch...
...en Körpe...

Durchführung

Evaluation

Denken

(Kolb 2012:85)

Theorie
(allgemein)

Problem
(speziell)

Deduktion

Induktion

Horst Siegfried Kolb; BA, MSc

33

Denkstrategien und die 6 Denkhüte im Pflege- und Therapieprozess

Methoden und Formen des Denkens

Induktives und deduktives Denken:

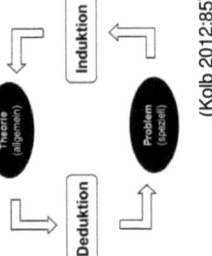

(Kolb 2012:85)

Im umgekehrten Fall, dem deduktiven Denken, verfügt die Pflegekraft / Therapeut(in) zunächst über eine allgemeine Theorie, welche sie dann auf die Probleme eines speziellen Menschen anwendet.

(Kolb 2012:85)

Denkstrategien und die 6 Denkhüte im Pflege- und Therapieprozess

Methoden und Formen des Denkens

Induktives und deduktives Denken:

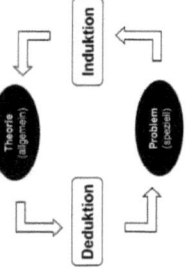
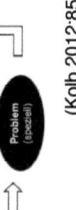

(Kolb 2012:85)

Dies könnte die Theorie sein, dass Immobilität zu Obstipation führen kann.

Sie erkennt im Apoplektiker diverse Bewegungseinschränkungen, schließt darauf (Risikodiagnose), dass dieser aufgrund seiner Immobilität obstipationsgefährdet ist und setzt prophylaktisch entsprechende Maßnahmen ein.

(Kolb 2012:85)

Kompetenzzentrum für Fort- und Weiterbildung

Denkstrategien und die 6 Denkhüte im Pflege- und Therapieprozess

Methoden und Formen des Denkens

Induktives und deduktives Denken:

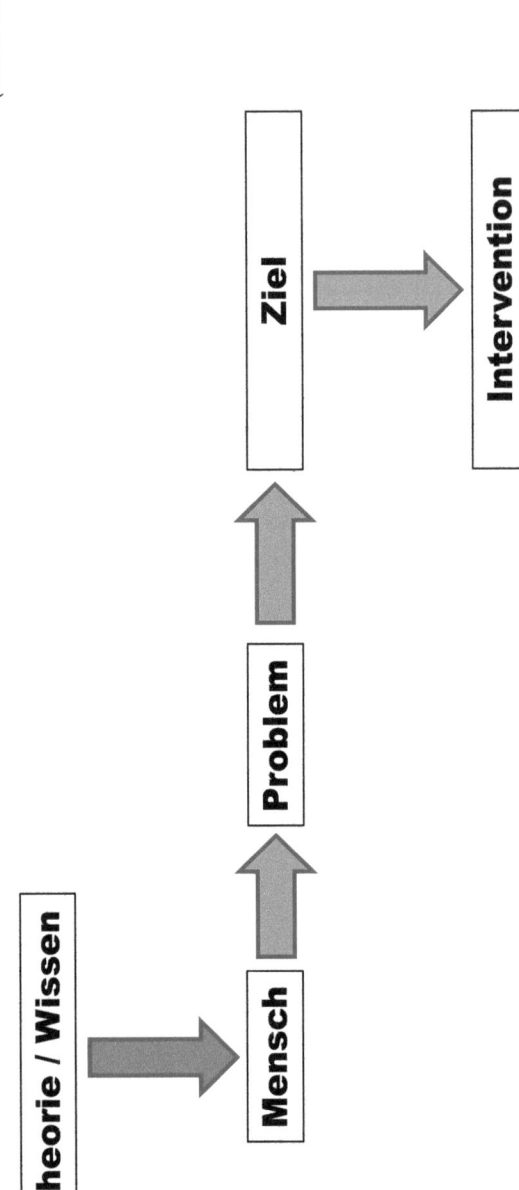

(Kolb 2012:85)

Theorie / Wissen →

Mensch → **Problem** → **Ziel** → **Intervention**

Kompetenzzentrum für Fort- und Weiterbildung

Denkstrategien und die 6 Denkhüte im Pflege- und Therapieprozess

Methoden und Formen des Denkens

Induktives und deduktives Denken:

Theorie / Wissen

z.B.
Menschen mit Bewegungseinschränkungen haben Obstipationsrisiko.
Apoplektiker haben Bewegungseinschränkungen.

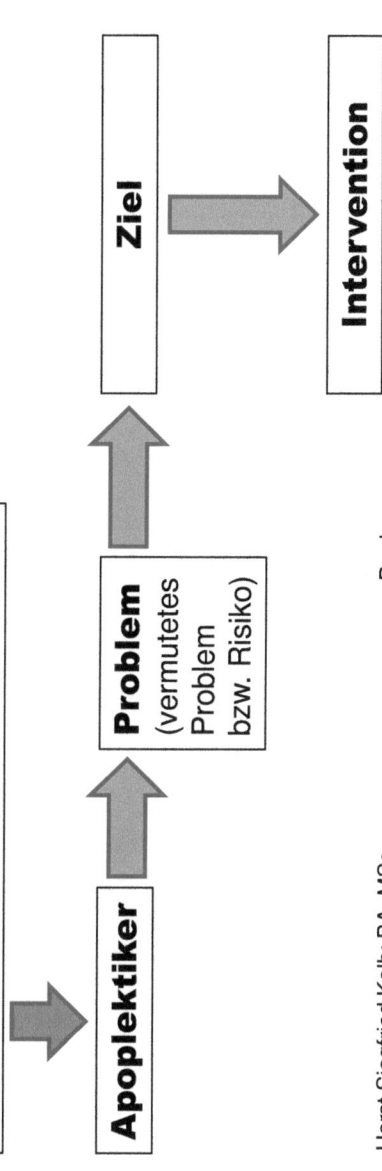

(Kolb 2012:85)

Apoplektiker → **Problem** (vermutetes Problem bzw. Risiko) → **Ziel** → **Intervention**

Denken

Horst Siegfried Kolb; BA, MSc

37

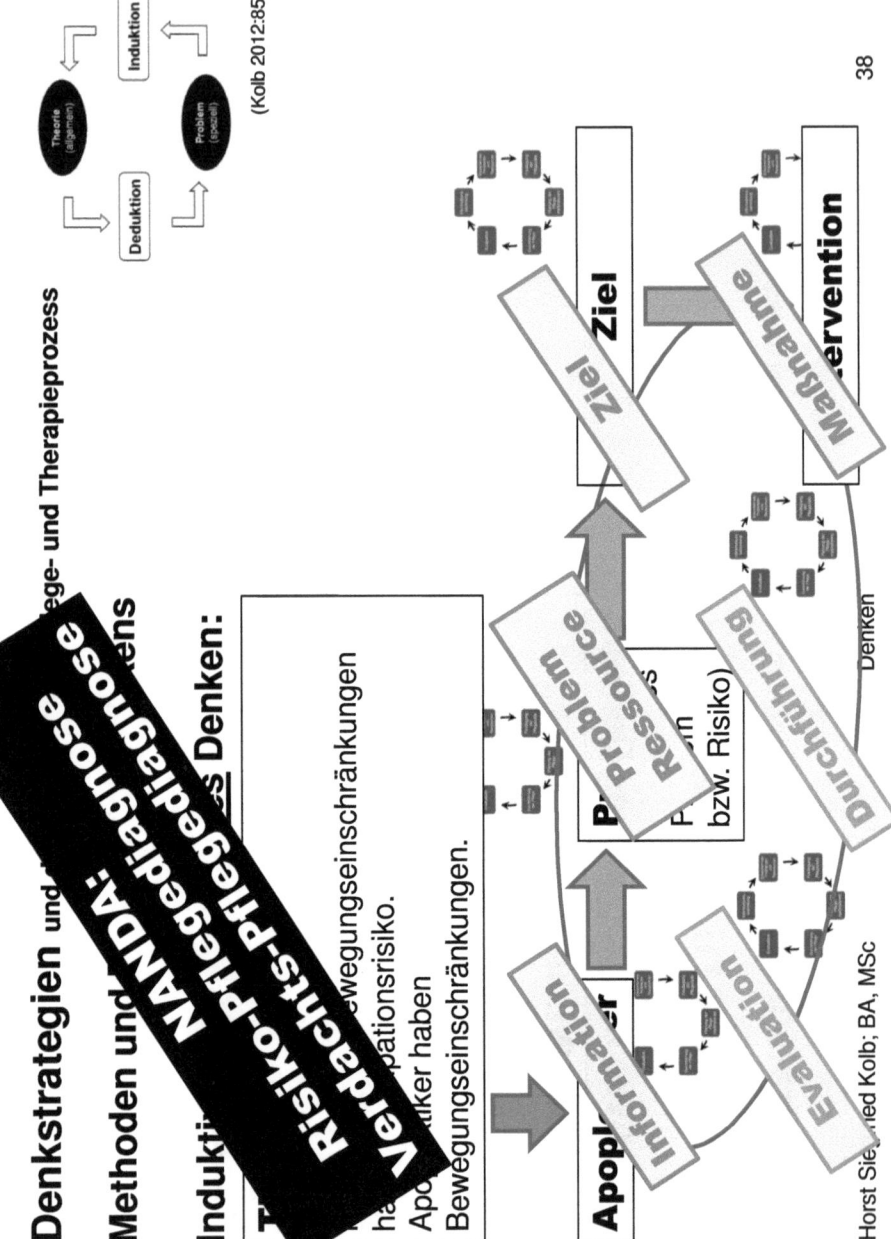

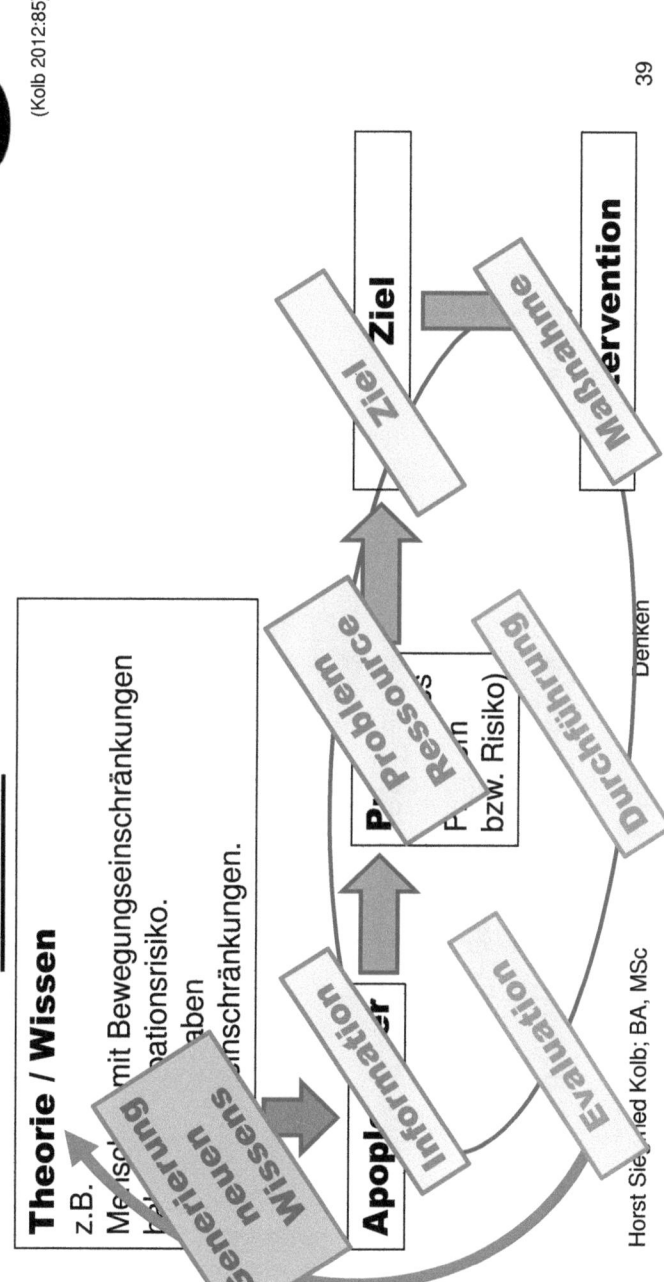

Kompetenzzentrum für Fort- und Weiterbildung

Denkstrategien und die 6 Denkhüte im Pflege- und Therapieprozess

Methoden und Formen des Denkens

Induktives und deduktives Denken:

(Kolb 2012:85)

Theorie (allgemein) — Deduktion — Induktion — Problem (speziell)

Theorie / Wissen

z.B.
Mensch mit Bewegungseinschränkungen
...ationsrisiko.
...aben
...einschränkungen.

Generierung neuen Wissens

Apoplexie
Information

Problem
Ressource

P... s
P... n
bzw. Risiko)

Ziel

Maßnahme

Durchführung

Evaluation

Denken

Horst Siegfried Kolb; BA, MSc

39

Denkstrategien und die 6 Denkhüte im Pflege- und Therapieprozess

Methoden und Formen des Denkens

Induktives und deduktives Denken:

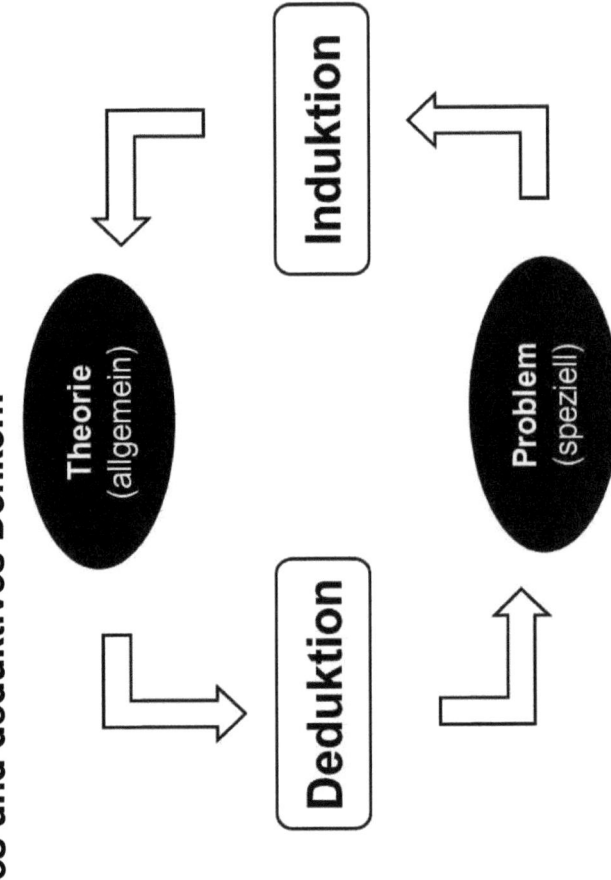

(Kolb 2012:85)

Denken

Horst Siegfried Kolb; BA, MSc

40

Denkstrategien und die 6 Denkhüte im Pflege- und Therapieprozess

Methoden und Formen des Denkens

Deskriptives und normatives Denken:

- **Deskriptives Denken** = beschreibend

  Wie ist etwas / Wie ist ein Zustand....

  neutral, sachlich

  Die Tatsache beschreibend

- **Normatives Denken** = bewertend

  Wie soll etwas sein / Wie soll ein Zustand sein

  (auch: evaluativ)

  bindend, entscheidend, maßgebend, richtunggebend

  Die Tatsache bewertend

Kompetenzzentrum für Fort- und Weiterbildung

Denkstrategien und die 6 Denkhüte im Pflege- und Therapieprozess

Methoden und Formen des Denkens

Deskriptives und normatives Denken:

- **Deskriptives Denken** = beschreibend

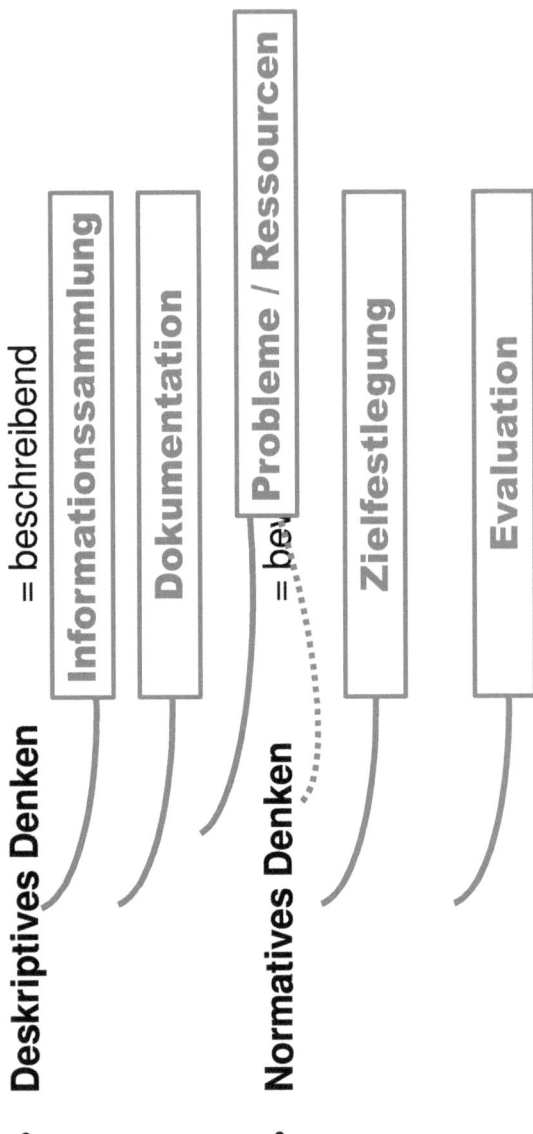

- **Normatives Denken** = be...

Denken

Horst Siegfried Kolb; BA, MSc

Denkstrategien und die 6 Denkhüte im Pflege- und Therapieprozess

Methoden und Formen des Denkens

Deskriptives und normatives Denken:

- **Deskriptives Denken** = beschreibend

- **Normatives Denken** = be[...]

Informationssammlung

Dokumentation

Probleme / Ressourcen

Zielfestlegung

Evaluation

Denken

Horst Siegfried Kolb; BA, MSc

Denkstrategien und die 6 Denkhüte im Pflege- und Therapieprozess

Methoden und Formen des Denkens

Deskriptives und normatives Denken:

Im Pflege-/Therapie-Prozess werden deskriptives (beschreibendes), als auch normatives (wertendes) Denken genutzt. Während der Dokumentation der durchgeführten Maßnahmen ist man angehalten möglichst neutral, fachlich richtig und ausführlich genug beispielsweise das Verhalten oder Befinden des Menschen zu beschreiben. Hierzu ist das deskriptive Denken, welches alle Bewertungen unberücksichtigt lässt entscheidend. Auf der anderen Seite, vor allem im Rahmen der Evaluation, ist es notwendig Schlussfolgerungen zu ziehen, zu begründen und somit auch zu werten. Um dies bestmöglich zu erreichen wird das normative Denken eingesetzt.

(Kolb 2012:86)

Denkstrategien und die 6 Denkhüte im Pflege- und Therapieprozess

Methoden und Formen des Denkens

Deskriptives und normatives Denken:

Oft werden beide Denkweisen zusammen benötigt:

„Ich sehe, dass der alte Mensch nicht selbständig isst

(deskriptiver Anteil),

er benötigt daher Hilfe!

(normativer Anteil)"

(Kolb 2012:86)

Denkstrategien und die 6 Denkhüte im Pflege- und Therapieprozess

Methoden und Formen des Denkens

Kritisches Denken:

Einen breiten Raum in der englischsprachigen Fachliteratur, hauptsächlich im Bereich der Vereinigten Staaten von Amerika, nimmt das kritische Denken ein.

Manche Autoren setzen „Critical Thinking" sogar mit „Clinical Reasoning" gleich, während andere darin, nur ein Werkzeug sehen, welches angewendet werden kann.

(Kolb 2012:86)

Denkstrategien und die 6 Denkhüte im Pflege- und Therapieprozess

Methoden und Formen des Denkens

Kritisches Denken:

„Der Begriff kritisches Denken wird von einigen Autoren ziemlich unpräzise für eine Vielzahl von mentalen Aktivitäten verwendet, andere bezeichnen damit einen Typ des Denkens, der die Beherrschung bestimmter kognitiver Fertigkeiten voraussetzt."

(Miller 2000:33)

Ruth N. Grendell schreibt: „Kritische Denker (Critical Thinker) sind Personen, die wissen, wie man denkt."

(Grendell in Daniels 2004:180)

Kompetenzzentrum für Fort- und Weiterbildung

Denkstrategien und die 6 Denkhüte im Pflege- und Therapieprozess

Methoden und Formen des Denkens

Kritisches Denken:

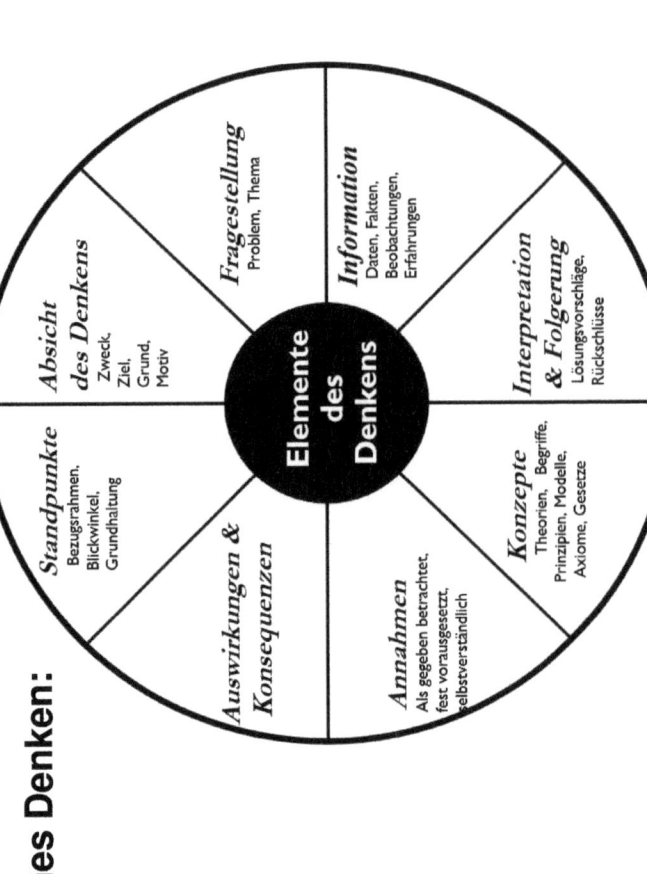

Absicht des Denkens
Zweck, Ziel, Grund, Motiv

Fragestellung
Problem, Thema

Information
Daten, Fakten, Beobachtungen, Erfahrungen

Interpretation & Folgerung
Lösungsvorschläge, Rückschlüsse

Konzepte
Theorien, Begriffe, Prinzipien, Modelle, Axiome, Gesetze

Annahmen
Als gegeben betrachtet, fest vorausgesetzt, selbstverständlich

Auswirkungen & Konsequenzen

Standpunkte
Bezugsrahmen, Blickwinkel, Grundhaltung

Elemente des Denkens

(Paul & Elder 2003:2)

48

Horst Siegfried Kolb; BA, MSc

Denken

Denkstrategien und die 6 Denkhüte im Pflege- und Therapieprozess

Methoden und Formen des Denkens

Kritisches Denken:

Definition nach Paul & Elder (2003:1):

„Kritisches Denken ist jene Art des Denkens [...] bei der eine Person die Qualität ihres Denkens steigert, indem sie es sich zur Pflicht macht, die inhärenten Strukturen des Denkens sachkundig zu befolgen und sie an intellektuellen Normen zu messen."

Denken

Horst Siegfried Kolb; BA, MSc

Denkstrategien und die 6 Denkhüte im Pflege- und Therapieprozess

Methoden und Formen des Denkens

Kritisches Denken:

Wer über gut ausgebildetes kritisches Denken verfügt:

- stellt vitale Fragen zur Diskussion und formuliert sie klar und exakt

- sammelt und sichtet relevante Information und interpretiert sie wirkungsvoll mit Hilfe abstrakter Ideen

- kommt zu durchdachten Schlussfolgerungen / Lösungen und misst diese an objektiven Kriterien und Normen

- tritt abweichenden Denkweisen mit offenem Geist gegenüber und behandelt / beurteilt deren Annahmen, Folgen und Konsequenzen sachgerecht

- kommuniziert gut, um Lösungen für komplexe Probleme zu ermöglichen.

(Paul & Elder 2003:1)

Denkstrategien und die 6 Denkhüte im Pflege- und Therapieprozess

Methoden und Formen des Denkens

Kreatives Denken:

Kreatives Denken kann verstanden werden als:

- Denken in Möglichkeiten und Alternativen

- flexibler, spielerischer Umgang mit Denk-Mustern / -Strukturen

- Denken in neuen Kombinationen

(Stiftung Mitarbeit 2014)

Kompetenzzentrum für Fort- und Weiterbildung

Denkstrategien und die 6 Denkhüte im Pflege- und Therapieprozess

Methoden und Formen des Denkens

Kreatives Denken: Laterales vs. lineares Denken

- Begriff „Laterales Denken" wurde von Edward de Bono geprägt

   ➜ meint ähnliche Denkweise wie

   „Paralleles Denken"   oder

   „Querdenken".

Denken

Denkstrategien und die 6 Denkhüte im Pflege- und Therapieprozess

Methoden und Formen des Denkens

Kreatives Denken: Laterales vs. lineares Denken

In den Veröffentlichungen Edward de Bonos findet sich als gegenteiliges Denken häufig die Bezeichnung „Vertikales Denken", was aber zu Verwirrungen führen kann, da dies auch den Unterschied zum „Horizontalen Denken" darstellen kann.

Es erscheint daher logischer das Paar „Laterales und lineares Denken" zu gebrauchen. Edward de Bono stellt jedoch auch fest, dass beide Denkformen nicht völlig gegenteilig sind, sondern sich vielmehr ergänzen. (De Bono 1990)

Horst Siegfried Kolb; BA, MSc

Denken

Denkstrategien und die 6 Denkhüte im Pflege- und Therapieprozess

Methoden und Formen des Denkens

Kreatives Denken: Laterales vs. <u>lineares</u> Denken

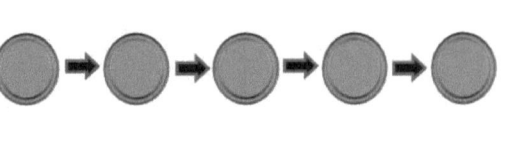

(Kolb 2012:92)

Lineares Denken:

- geht nach einer Reihenfolge vor

- ist hintereinander geschaltet, sequentiell, streng logisch,

- Schritt für Schritt

- nachvollziehbar

- hat eine klar definierte Richtung

- ist als Monokausalkette determiniert. (Kolb 2012:92)

Denkstrategien und die 6 Denkhüte im Pflege- und Therapieprozess

Methoden und Formen des Denkens

Kreatives Denken: Laterales vs. lineares Denken

Lineares Denken:

„I know what I´m looking for!" (De Bono 1990:40)

Es wird ein Weg ausgewählt, indem alle anderen verworfen werden.

Diese selektive Denkweise soll zu „Rightness" also Richtigkeit führen,

während laterales Denken, Denken zur Seite hin, generativ zu

„Richness" (Reichhaltigkeit) der Gedanken und Lösungen beitragen

kann. (Kolb 2012:92)

Denkstrategien und die 6 Denkhüte im Pflege- und Therapieprozess

Methoden und Formen des Denkens

Kreatives Denken:　　Laterales vs. lineares Denken

Laterales Denken:

„One may jump to a new point and than fill the

gap afterwards" (De Bono 1990:41)

verdeutlicht dieses Denken mit Umwegen und

Abkürzungen. (Kolb 2012:92)

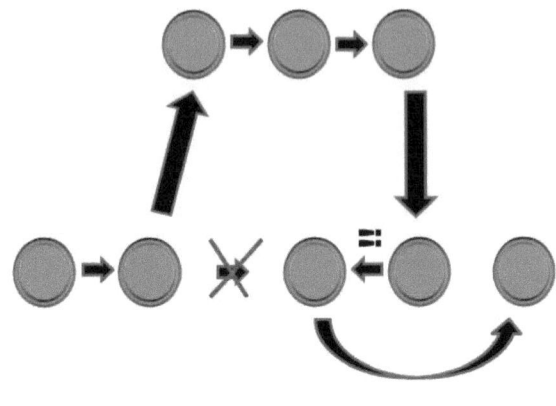

(Kolb 2012:92)

Horst Siegfried Kolb; BA, MSc　　　　　　　　　　　Denken

Denkstrategien und die 6 Denkhüte im Pflege- und Therapieprozess

Methoden und Formen des Denkens

Kreatives Denken: Paradoxes Denken

➔ „Denken im Gegenteil"

Im Pflegeprozess kann die Pflegekraft stets überlegen, wie sie ein Problem beseitigt, welche Pflegemaßnahme zum Erreichen des Pflegezieles dienlich ist.

Sie kann aber auch umgekehrt vorgehen:

- Was müsste erfolgen, um den Zustand zu verschlimmern?
- Welche Maßnahmen / Interventionen hätten keinerlei oder vielleicht sogar einen negativen Effekt?   (Kolb 2012:93)

Denkstrategien und die 6 Denkhüte im Pflege- und Therapieprozess

Methoden und Formen des Denkens

Kreatives Denken: Paradoxes Denken

➤ „Denken im Gegenteil"

⇈ Rückschlüsse, was unbedingt vermieden werden muss.

⇈ Eventuell kann durch dieses Denken auch eher die Ursache eines

Problems gefunden werden.

Ähnliche Denkansätze finden sich im Zirkulären Fragen der

Systemtherapie, welche im Setting einer psychosozialen Betreuung

beispielsweise als „Wunderfragen" gestellt werden können. (Kolb 2012:93)

Denkstrategien und die 6 Denkhüte im Pflege- und Therapieprozess

Methoden und Formen des Denkens

Kreatives Denken: Lautes Denken

➡ Strategie um Denkprozesse zu verdeutlichen

und dabei Lösungen anzustoßen:

Je nach Typ wird das Gedachte

- ○ vor,

- ○ während oder

- ○ nach der Handlung verbalisiert.

(Kolb 2012:93)

Denkstrategien und die 6 Denkhüte im Pflege- und Therapieprozess

Methoden und Formen des Denkens

Kreatives Denken: Lautes Denken

- Beim Verbalisieren vor der Handlung zwingt es, langsamer zu denken, Handlungsabläufe genauer zu beschreiben und dabei mögliche Fehler zu eliminieren.

- Lautes Denken während der Handlung, auch „Reflection in action" ermöglicht sofort zu überprüfen, oder aber auch dritten Personen mitzuteilen.

- „Reflection on action" (Lautes Denken nach der Handlung) entspricht der Reflexion, beispielsweise innerhalb der Supervision.   (Kolb 2012:93)

Denkstrategien und die 6 Denkhüte im Pflege- und Therapieprozess

Methoden und Formen des Denkens

„If you ask someone to go into the garden and look at all colours,

that person is likely to notice the dominant colours – red in roses,

yellow in daffodils, etc. – but may not notice colours that are less

obvious. If you asked the same person to go out and look for the

colour blue, and then the colour red and then the colour yellow,

the attention scan would be much more comprehensive."

(De Bono 2008:4)

Denken

Horst Siegfried Kolb; BA, MSc

Kompetenzzentrum für Fort- und Weiterbildung

Denkstrategien und die 6 Denkhüte im Pflege- und Therapieprozess

Die 6 Denkhüte

im

Pflege- und Therapieprozess

Horst Siegfried Kolb; BA, MSc

Denken

Denkstrategien und die 6 Denkhüte im Pflege- und Therapieprozess

6 Denkhüte

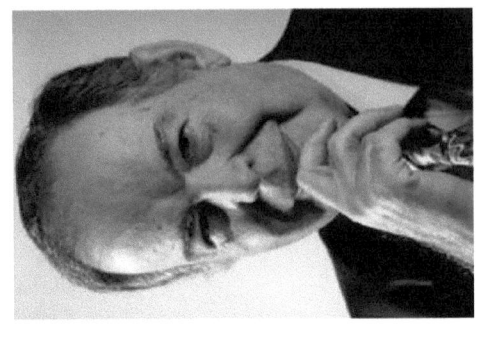

Edward de Bono
(* 19. 05. 1933 auf Malta)
Brit. Mediziner,
Kognitionswissenschaftler,
Schriftsteller.

Edward de Bono (1999) stellt mit den 6 Denkhüten (auch „6-Hut-Denken") eine Denkstrategie vor, die sowohl vom Einzelnen genutzt, als auch im Team angewandt werden kann.

Es ermöglicht, dass systematisch unterschiedliche Denkpositionen zu einer Frage, einem Problem oder einer Entscheidung eingenommen werden können. (Kolb 2012:102)

Denken

Denkstrategien und die 6 Denkhüte im Pflege- und Therapieprozess

6 Denkhüte

Dadurch gewinnen Pflegekäfte / Therapeuten wesentlich mehr Lösungen und Ideen als wenn sie nur einen Standpunkt mit einer Denksicht einnehmen.

Das 6-Hut-Denken ist nach de Bono schnell zu erlernen und ohne materiellen, finanziellen oder organisatorischen Aufwand einzusetzen.

(Kolb 2012:102)

Denkstrategien und die 6 Denkhüte im Pflege- und Therapieprozess

6 Denkhüte

Die „Six Thinking-Hats" nach de Bono sind:

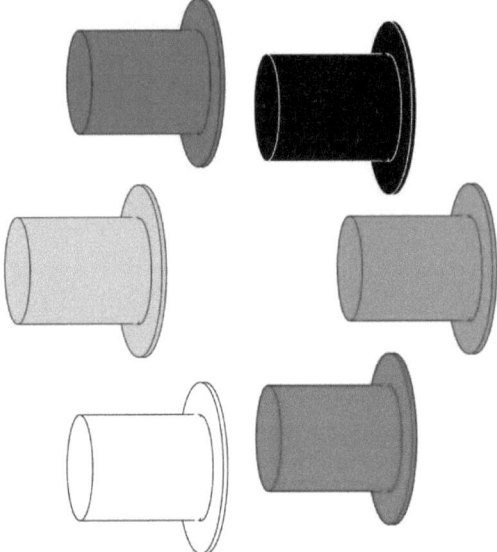

- The White Hat

- The Red Hat

- The Black Hat

- The Yellow Hat

- The Green Hat

- The Blue Hat

Denken

Denkstrategien und die 6 Denkhüte im Pflege- und Therapieprozess

6 Denkhüte / Six Thinking Hats

- ### The White Hat

(Der weiße Hut)   Objektivität und Neutralität

Der weiße Hut steht für das Sammeln von Daten und Informationen, ohne diese zunächst zu bewerten.

„The white hat is about information. When the white hat is in use, everyone focuses directly and exclusively on information." (De Bono 1999:25)

Trägt man den weißen Hut, dann verschafft man sich einen objektiven Überblick über die Cues (Informationen, Daten, Fakten). (Kolb 2012:103)

Denkstrategien und die 6 Denkhüte im Pflege- und Therapieprozess

6 Denkhüte / Six Thinking Hats

- ### The White Hat

  (Der weiße Hut)

  Objektivität und Neutralität

  Folgende Fragen können dabei helfen:

  - „Welche Informationen habe ich?"

  - „Welche Informationen benötige ich?"

  - „Welche Informationen fehlen mir (noch)?"

  (Kolb 2012:103)

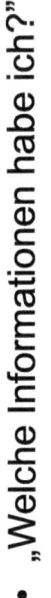

Denken

Denkstrategien und die 6 Denkhüte im Pflege- und Therapieprozess

6 Denkhüte / Six Thinking Hats

- ## The Red Hat

(Der rote Hut)

Subjektives, emotionales Empfinden

Der rote Hut ist der Hut der Emotionen und subjektiven Empfindungen. Hierbei sind sowohl positive, wie auch negative Gefühle gemeint. Dieser Denkhut beinhaltet auch die Aspekte Gefühl, Vermutung, Hoffnung, Zweifel und Intuition. (Kolb 2012:103)

„Wearing the red hat allows the thinker to say 'This is how I feel about the matter.'" (De Bono 1999:70)

Denkstrategien und die 6 Denkhüte im Pflege- und Therapieprozess

6 Denkhüte / Six Thinking Hats

- ### The Black Hat

(Der schwarze Hut)   Objektiv negative Aspekte

Trägt man den schwarzen Hut stehen Bedenken, Zweifel, Gefahren und Risiken im Vordergrund des Denkens.

Man sucht nach objektiv negativen aber sachlichen Aspekten der gewonnenen Informationen oder zu treffenden Entscheidung.

Das „Schwarz-Hut-Denken" beinhaltet Vorsicht und Zweifel. (Kolb 2012:104)

Denkstrategien und die 6 Denkhüte im Pflege- und Therapieprozess

6 Denkhüte / Six Thinking Hats

- ### The Yellow Hat

    (Der gelbe Hut)   Objektiv positive Aspekte

    Der gelbe Denkhut repräsentiert das Gegenteil des schwarzen Hutes. Hier geht es darum, die positiven Aspekte zu entdecken und darüber nachzudenken.

    „Yellow hat thinking is positive and constructive. [...] [It] covers a positive spectrum ranging from the logical and practical at one end to dreams, visions and hopes at the other end." (De Bono 1999:112)

Denkstrategien und die 6 Denkhüte im Pflege- und Therapieprozess

6 Denkhüte / Six Thinking Hats

- ### The Green Hat

(Der grüne Hut)   Kreativität

Kreativität, Wachstum und neue Ideen stehen für diesen Hut und diese Denkstrategie.

Hiermit werden Alternativen, neue und andere Lösungen gesucht. Mit dem grünen Hut auf dem Kopf sind negative, kritische Bemerkungen untersagt (Kolb 2012:104-105)

sondern vielmehr ist Lösungsorientierung erwünscht.

Denkstrategien und die 6 Denkhüte im Pflege- und Therapieprozess

6 Denkhüte / Six Thinking Hats

- ## The Green Hat

(Der grüne Hut)

Kreativität

"The green hat is the energy hat.

Think of vegetation.

Think of growth.

Think of new leaves and branches.

"The green hat is the creative hat." (De Bono 1999:115)

Horst Siegfried Kolb; BA, MSc

Denken

Denkstrategien und die 6 Denkhüte im Pflege- und Therapieprozess

6 Denkhüte / Six Thinking Hats

- ### The Blue Hat

  (Der blaue Hut)   Überblick

Er steht für Kontrolle, Überblick, Organisation und Aspekte eines Meta-Denkens. Trägt man diesen Hut, so ist man aufgefordert die Denk-Ergebnisse zusammenzufassen und zu entscheiden, ob eventuell nochmals bestimmte Hüte aufgesetzt werden müssen um bestimmte Bereiche nochmals zu durchdenken. (Kolb 2012:105)

„The blue hat is for thinking about thinking." (De Bono 1999:145)

Denkstrategien und die 6 Denkhüte im Pflege- und Therapieprozess

6 Denkhüte / Six Thinking Hats

De Bono erachtet als den schlimmsten Feind des Denkens die Komplexität eines Problemes, denn dadurch kann es zu Verwirrung und Unübersichtlichkeit kommen.

Probleme und Aufgaben müssen also von verschiedenen Seiten angedacht werden, ggf. mehrfach durchdacht und somit strukturiert verlegt werden.

Hilfreich ist der Einsatz der sechs Denk-Hüte. (Kolb 2012:105)

Denkstrategien und die 6 Denkhüte im Pflege- und Therapieprozess

6 Denkhüte / Six Thinking Hats

„When thinking is clear and simple, it becomes more enjoyable and

more effective.

The Six Thinking Hats concept is very simple to understand. It is also

very simple to use." (De Bono 1999:172)

Denkstrategien und die 6 Denkhüte im Pflege- und Therapieprozess

6 Denkhüte / Six Thinking Hats

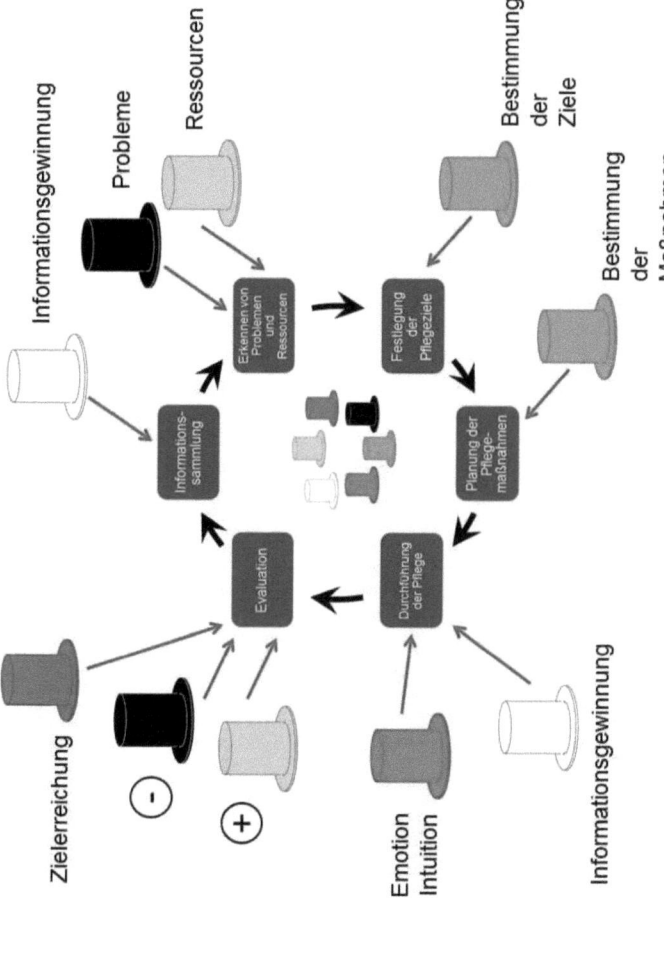

Horst Siegfried Kolb; BA, MSc

Denken

Kompetenzzentrum für Fort- und Weiterbildung

Denkstrategien und die 6 Denkhüte im Pflege- und Therapieprozess

Eine Aufgabe

zum

Abschluss

Denkstrategien und die 6 Denkhüte im Pflege- und Therapieprozess

Abschlussaufgabe:

Verbinden Sie alle 9 Punkte mit maximal vier geraden, zusammenhängenden Linien ohne den Stift abzusetzen!

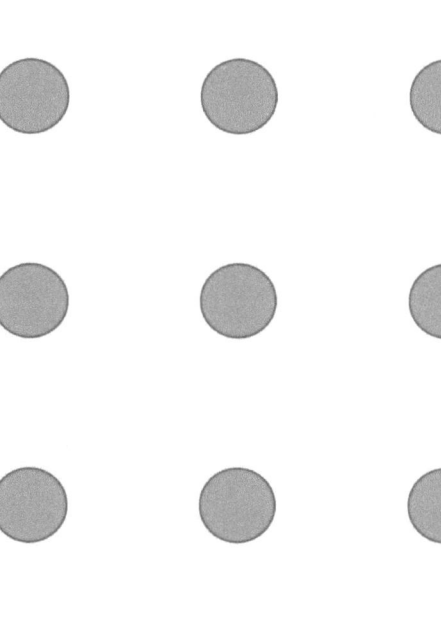

Denken

Horst Siegfried Kolb; BA, MSc

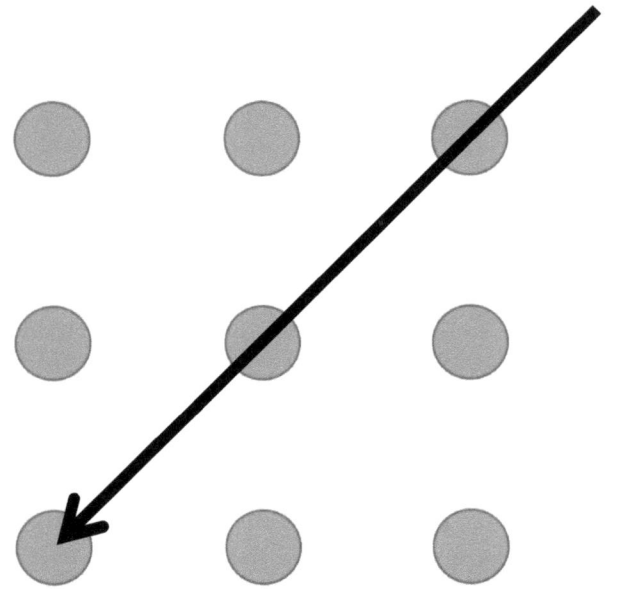

Kompetenzzentrum für Fort- und Weiterbildung

Denkstrategien und die 6 Denkhüte im Pflege- und Therapieprozess

Abschlussaufgabe:

LÖSUNG:

Denken

Denkstrategien und die 6 Denkhüte im Pflege- und Therapieprozess

Abschlussaufgabe:

LÖSUNG:

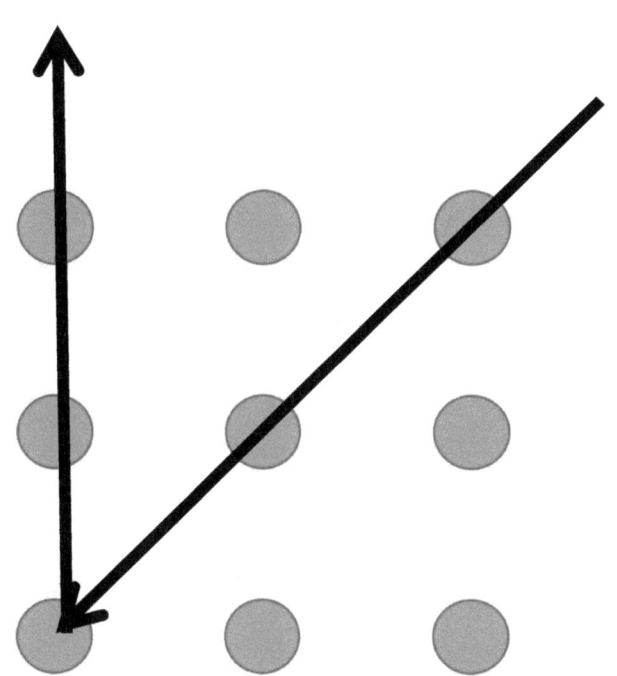

Kompetenzzentrum für Fort- und Weiterbildung

Denkstrategien und die 6 Denkhüte im Pflege- und Therapieprozess

Abschlussaufgabe:

LÖSUNG:

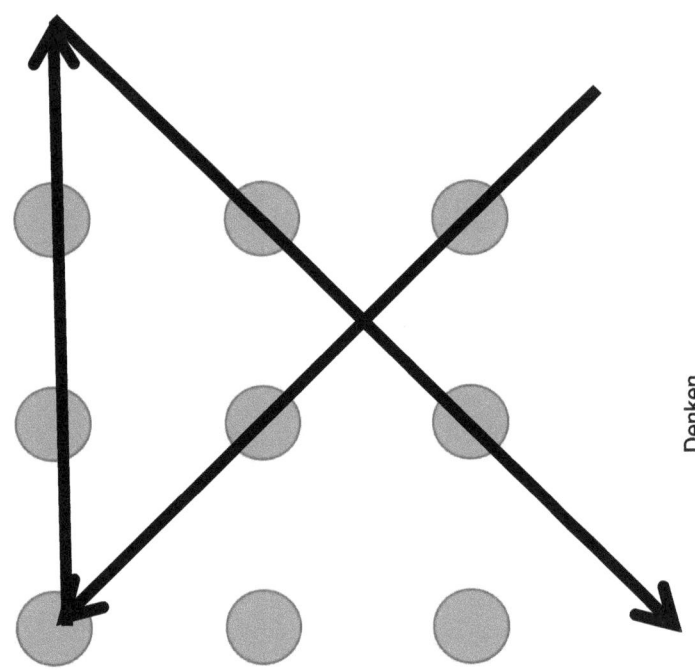

Denken

Horst Siegfried Kolb; BA, MSc

Denkstrategien und die 6 Denkhüte im Pflege- und Therapieprozess

Abschlussaufgabe:

LÖSUNG:

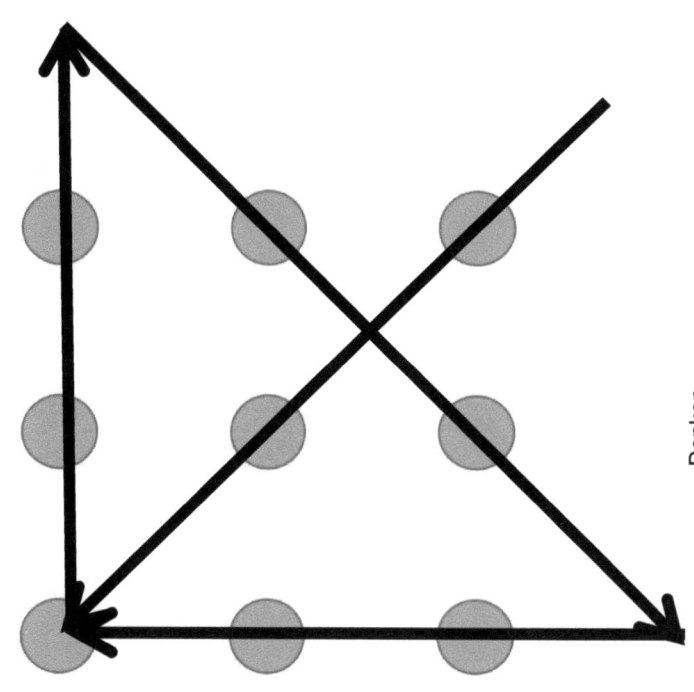

Denken

Kompetenzzentrum für Fort- und Weiterbildung

Denkstrategien und die 6 Denkhüte im Pflege- und Therapieprozess

Abschlussaufgabe:

FOLGERUNG:

Erst wenn Sie die eigenen Einschränkungen, die Sie sich selbst und Ihrem Denken auferlegt haben, verlassen, findet sich eine Lösung.

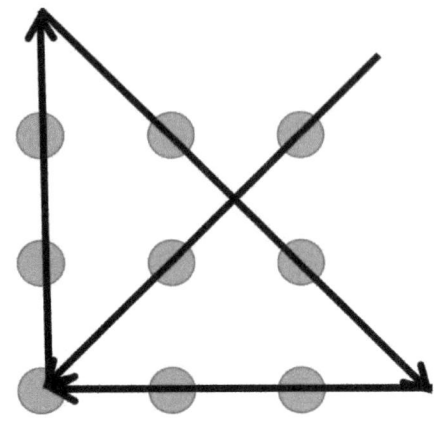

Denkstrategien und die 6 Denkhüte im Pflege- und Therapieprozess

Abschlussaufgabe:

Erst wenn Sie die eigenen Einschränkungen, die Sie sich selbst und Ihrem Denken auferlegt haben, verlassen, findet sich eine Lösung.

➤ Die Aufgabe findet sich als das „**Neun-Punkte-Problem**" in der Literatur.

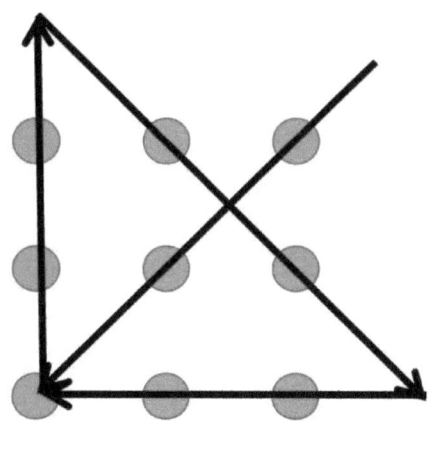

Horst Siegfried Kolb; BA, MSc

Denken

Kompetenzzentrum für Fort- und Weiterbildung

Denkstrategien und die 6 Denkhüte im Pflege- und Therapieprozess

Zusatzaufgabe:

…vielleicht sind Sie nun auch für das 12-Punkte-Problem bereit?

(12 Punkte durch 5 Linien verbinden)

Horst Siegfried Kolb; BA, MSc

Denken

Kompetenzzentrum für Fort- und Weiterbildung

Denkstrategien und die 6 Denkhüte im Pflege- und Therapieprozess

Zusatzaufgabe:

LÖSUNG:

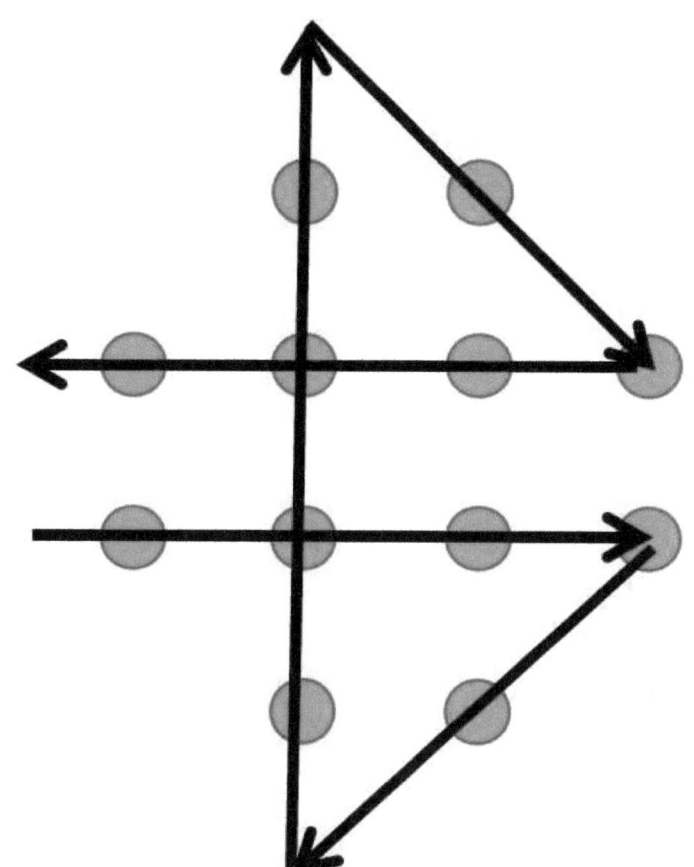

Denken

Horst Siegfried Kolb; BA, MSc

Denkstrategien:
Die 6 Denkhüte im Pflege- und Therapieprozess

... soweit für heute!

Vielen Dank!

Kompetenzzentrum für Fort- und Weiterbildung

Literaturverzeichnis

De Bono, Edward (1990): Lateral Thinking. Creativity Step by Step. New York: Harper and Row Publishers

De Bono, Edward (1999): Six Thinking Hats. New York: Little, Brown and Company

De Bono, Edward (2008): Six Frames For Thinking about Information. Vermilion

Duden online (2014a): denken. Online im Internet unter: http://www.duden.de/rechtschreibung/denken, geladen am 15.04.2014. Mannheim: Duden Verlag

Duden online (2014b): Denkweise. Online im Internet unter: http://www.duden.de/rechtschreibung/Denkweise, geladen am 15.04.2014. Mannheim: Duden Verlag

Grendell, Ruth N. (2004) In: Daniels, Rick (Hrsg.): Nursing Fundamentals: Caring and Clinical Decision Making. New York: Delmar Learning

Isfort, Michael & Weidner, Frank (2001): Pflegequalität und Pflegeleistung I: Zwischenbericht zur ersten Phase des Projektes Entwicklung und Erprobung eines Modells zur Planung und Darstellung von Pflegequalität und Pflegeleistungen. Freiburg: Katholischer Krankenhausverband Deutschlands e.V.

Fiechter, Verena & Meier, Martha (1998): Pflegeplanung. Eine Anleitung für die Praxis. Fritzlar: Recome-Verlag

Kolb, Horst Siegfried (2012): Clinical Reasoning in der Altenpflege. München: Grin-Verlag

Kolb, Horst Siegfried (2014): Intuitive Clinical Reasoning. München: Grin-Verlag

Kompetenzzentrum für Fort- und Weiterbildung

Literaturverzeichnis

(MDS); Medizinischer Dienst der Spitzenverbände der Krankenkassen e. V. (Hrsg.): Grundsatzstellungnahme Pflegeprozess und Dokumentation. Handlungsempfehlung zur Professionalisierung und Qualitätssicherung in der Pflege. Essen: MDS

Miller, Mary A. & Babcock, Dorothy E. (2000): Kritisches Denken in der Pflege. Bern: Huber Verlag

Neufeld, Viktoria E. (1991): Webster´s New Dictionary. New York: Webster´s New World,

Papadakis, Antal (Verantwortlich) (2011): Denkstrategie. Das Psychologie-Lexikon. Online im Internet unter: http://www.psychology48.com/deu/d/denkstrategie/denkstrategie.htm, geladen am 15.04.2014. Limasol: Theodakis Publishing Ltd.

Paul, Richard & Elder, Linda (2003): Kritisches Denken. Begriffe und Instrumente. Ein Leitfaden im Taschenformat. Online im Internet unter: www.criticalthinking.org/files/german_concepts_tools.pdf, geladen am 17.04.2014. Tomales: Foundation for Critical Thinking

Stiftung Mitarbeit (2014): Was ist kreatives Denken? Online im Internet unter: http://www.buergergesellschaft.de/praxishilfen/kreativitaetstechniken/einfuehrung/was-ist-kreatives-denken/103830, geladen am 17.04.2014. Bonn

Tatarczyk, Severin (2014): Denken ist wie googeln, nur krasser. Online im Internet unter: http://www.millionblog.de/2014/03/19/denken-ist-wie-googeln-nur-krasser, geladen am 15.04.2014. Bonn: millionblog

Weitere Publikationen

Vom gleichen Autor sind bisher erschienen:

Kolb, Horst Siegfried (2012): Clinical Reasoning in der Altenpflege.
München: Grin-Verlag

Kolb, Horst Siegfried (2012): Kognitive Verzerrungen im Clinical Reasoning
der Altenpflege.
München: Grin-Verlag

Kolb, Horst Siegfried (2014): Intuitive Clinical Reasoning.
München: Grin-Verlag

Kolb, Horst Siegfried (2014): Clinical Reasoning und der Pflegeprozess als
CRA-Prozess in der Altenpflege.
Hamburg: Disserta-Verlag

Kolb, Horst Siegfried (2014): Evidence-based Practice. Einführungsvortrag
München: Grin-Verlag

Kolb, Horst Siegfried (2014): Clinical Reasoning. Einführungsvortrag
München: Grin-Verlag